*Jeder kann mit irgendeiner Diät
kurzfristig abnehmen,
doch Diäten können schon
allein auf Grund ihrer
Definition nicht langfristig
funktionieren!*

Über den Autor:

Philipp Homer Graff, geboren 1981 bei Luxemburg, geht seit über 15 Jahren der Frage nach, was besonders gesunde und langlebige Menschen auszeichnet. Stets hält er sich mit aktuellen Studien in international anerkannten, wissenschaftlichen Fachzeitschriften zum Thema Gesundheit und Langlebigkeit auf dem Laufenden. Die so gewonnenen Erkenntnisse nutzt er für seine Bücher. Der diplomierte Wirtschaftswissenschaftler arbeitete bereits im Management eines internationalen Lebensmittelkonzerns. In seinem Studium beschäftigte er sich u.a. mit Gesundheitsökonomie. Er ist Unternehmer, Berater/Coach und Autodidakt.

Philipp Homer Graff

MORE FOOD LESS WEIGHT

Gesund abnehmen ohne Einschränkungen!

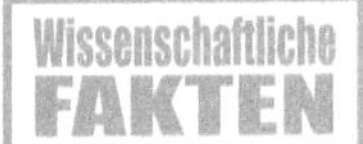

IMPRESSUM
Copyright © 2016
by Philipp Homer Graff, Giselastr. 18, 80802 München, Germany.
Alle Rechte vorbehalten, auch die des auszugsweisen
Abdrucks oder einer sonstigen Veröffentlichung.
Kontakt: info@moretimeonearth.com

Inhalt

*„Nichts wäre ermüdender
als essen und trinken,
wenn Gott sie nicht als Genuss,
wie auch als Notwendigkeit,
geschaffen hätte.“*

Voltaire

Einführung

Tausende Diäten kursieren, es kommen gefühlt täglich neue hinzu, mal sind die Inhalte wirklich neu, mal erscheint eine alte Diät unter einem neuen, moderneren Namen. 99% davon haben eins gemeinsam: sie wirken nur kurzfristig und haben meist negative gesundheitliche Nebenwirkungen. Der bekannte Jo-Jo-Effekt scheint Programm zu sein, denn nur so lassen sich jedes Jahr Millionen mit den vielen, leidenden Menschen verdienen. Umso wichtiger ist es, von den Mythen und Märchen der Diätindustrie, welche von den immer wiederkehrenden „Opfern" des Jo-Jo-Effekts profitiert, zu den Fakten zu kommen, den Fakten der Wissenschaft, um endlich echte und langfristige Resultate zu erzielen.

Entscheidend ist dabei auch, keine Kalorien zählen zu müssen, denn so etwas hält kein normaler Mensch lange durch. Und auch eine Portionskontrolle ist wenig sinnvoll, denn auch da spielen unsere Instinkte nicht allzu lange mit. Es muss eine Diät sein, bei der man so viel essen kann, wie man will, damit man sich satt fühlt. Gleichzeitig müssen alle lebensnotwendigen Vitamine und Mineralstoffe reichlich zur Verfügung stehen. Keiner will sein Leben lang einer Diät folgen, was man braucht ist also keine neue Diät, sondern eine Ernährung, welcher man einfach sein ganzes Leben folgen kann und welche uns gleichzeitig vital und gesund hält.

Es ist ein weit verbreiteter Irrtum, dass man mit Sport allein sein Körpergewicht reduzieren kann oder dass Sport der beste Weg zum Abnehmen sei. Das wurde ausgiebig untersucht und das eindeutige Ergebnis ist: Bewegung und Sport sind wichtig, doch effektiv abnehmen kann man nur mit einer Ernährungsumstellung. Man ging lange Zeit davon aus, dass die Energie, welche man durch Nahrung aufnimmt, genauso wieder durch Sport abtrainiert werden könne, was ja auch logisch klingt. Doch es hat sich gezeigt, dass die Energieaufnahme ein wesentlich einflussreicherer und effektiverer Faktor beim Abnehmen ist, ganz anders als die Energieverbrauchsseite.[1]

Denn die Effektivität von sportlicher Ertüchtigung wird gerne überschätzt. Allein um eine kleine Portion Butter auf dem Brot zu kompensieren, müsste man zusätzlich mindestens 700 m laufen. Um zwei kleine Hähnchenschenkel (ohne Haut) abzubauen, müsste man 5 km zusätzlich laufen. Wenn man jetzt daran denkt, was man über den Tag verteilt isst - und es gibt ja durchaus noch kalorienreichere Nahrung - stellt man schnell fest, dass es praktisch (wenn man nicht jeden Tag einen Marathon läuft:-) unmöglich ist, mit der Energieverbrauchsseite allein auf einen grünen Zweig zu kommen. Einzig und allein die Nahrung selbst ist das entscheidende Kriterium für nachhaltiges Abnehmen.

Manch einer greift in seiner Verzweiflung zu diversen Nahrungsergänzungsmitteln und Pillen in der Hoffnung so ohne jeden Aufwand abzunehmen. Doch Fakt ist, dass alle Produkte, welche je nach Zusammensetzung teils sogar negative, gesundheitsschädliche Nebeneffekte haben, völlig wirkungslos sind, im Vergleich mit einer Placebopille aus Zucker. Groß angelegte Studien bestätigen immer wieder, dass kein Unterschied zwischen den am Markt verfügbaren Produkten und der Zuckerpille in ihrer Wirkung auf Fettleibigkeit besteht.[2] Teure und fragwürdige Pillen haben also keinen messbaren Effekt und sind somit rausgeschmissenes Geld und obendrein ein gesundheitliches Risiko.

Um Sie nicht länger auf die Folter zu spannen, schauen wir uns jetzt an, was wissenschaftlich bewiesen, die langfristig optimalste und wirkungsvollste Ernährungsstrategie zum Abnehmen ist, sprich das Ende aller Diäten einläutet. Dabei sollte man sogar besser nicht alles auf einmal umsetzen, denn das hält kein Mensch lange durch, sondern nach und nach die vorgestellten Lebensmittel in seinen Alltag integrieren. Schon dieses Jahr nur ein zusätzliches Lebensmittel aus den Step by Step Guides zusätzlich zu essen, fördert ein langfristiges, stetiges Abnehmen und als netter Nebeneffekt die Gesundheit.

Ballaststoffe:
mehr essen, mehr abnehmen und länger leben

Die meisten Diäten oder Abnehmstrategien enthalten eine Reduzierung der konsumierten Kalorien. Wie vielen aus eigener Erfahrung bekannt sein dürfte, ist das einzige sichere Ergebnis solcher Diäten der Jo-Jo-Effekt. D.h. langfristig wird man damit wieder zunehmen, denn einen dauerhaften Hungerzustand wird wahrscheinlich niemand lange aushalten. Genial wäre doch Folgendes: wir essen noch mehr und nehmen trotzdem ab. Das klingt verrückt, aber mit Ballaststoffen ist das möglich.

In etwa beginnend im Zeitalter des Miozän und weitere 20 Millionen Jahre in der Evolutionsgeschichte nahmen die Menschen massenweise Ballaststoffe auf pflanzlicher Basis zu sich, da ist sich die Forschung heute einig. Unsere Vorfahren aßen hauptsächlich Gemüse (u.a. in Form von Blättern, jungen Trieben, Halmen), Obst, Nüsse und Samen aller Art. Das spiegelt sich bis dato in unserem Verdauungstrakt wieder, welcher im Übrigen einigen heutigen Affenarten überraschend ähnlich ist, und diese verzehren, wie bekannt sein dürfte, mit Vorliebe Obst und Gemüse. Selbst im Paläolithikum, die sogenannte Zeit der Jäger und Sammler, waren Ballaststoffe mit an die 100 g an der Tagesordnung. Das sind im Vergleich zu heute 5 mal mehr als von verschiedenen Gesundheitsorganisationen empfohlen werden, also immer noch gewaltige Mengen. Glücklicherweise hat ein Forscherteam im Jahr 2001 sich folgende Frage gestellt: Was passiert, wenn man Leuten heute die gleiche ballaststoffintensive Diät verabreicht, wie sie in der Frühzeit des Menschen normal war. Diese aufschlussreiche Studie wollen wir uns näher anschauen.

Die Forscher verabreichten den Probanden eine extrem ballaststoffreiche Diät auf Basis von in der Hauptsache Gemüse, Obst und einigen Nüssen. Der Ballaststoffanteil gelangte so auf ganze 55 g an Ballaststoffen pro 1.000 kcal. Nach nicht einmal zwei Wochen erzielten die Teilnehmer 33 % niedrigere Cholesterinwerte. Das bekommt man normalerweise höchstens mit starken Medikamenten (mit nicht unerheblichen Risiken und Nebenwirkungen natürlich) hin. Nach solch einem kurzen Zeitraum konnten messbare Risikofaktoren für diverse chronische Erkrankungen gesenkt werden, sowohl in Bezug auf Herz-Kreislauferkrankungen, als auch in Bezug auf den immer häufiger auftretenden Darmkrebs.[3]

Zur Vermeidung chronischer Erkrankungen liegt es also nahe, möglichst viele Ballaststoffe (in Form von Bohnen, Vollkornprodukten, Gemüse, Obst) zu konsumieren. Das ist allerdings „nur" die eine Seite der Medaille, die andere - in Bezug auf das Abnehmen - ist sogar noch besser: Allein ein zusätzlicher (!) täglicher Konsum von Bohnen fördert das Abnehmen. Zusätzlich heißt hier tatsächlich on top, d.h. zum normalen Speiseplan hinzu.

Bei der Fülle an Diätmythen glauben Sie verständlicherweise nicht, dass das funktioniert. Doch hier geht es nicht um Ernährungsmärchen, sondern um eine faktenbasierte, optimale Ernährung. Deshalb die Fakten: In einer Ernährungsstudie wurden übergewichtige Personen in zwei Gruppen unterteilt. Die eine Gruppe musste eine Kalorien reduzierte Diät (500 kcal pro Tag weniger) testen. Die andere Gruppe der Übergewichtigen durfte ihre bisherige Ernährungsform beibehalten, sollte dabei aber zusätzlich 5 Tassen Hülsenfrüchte (egal ob Gelbe Erbsen, Kichererbsen, Gartenbohnen oder Linsen; 1 Tasse entspricht etwa 200g Bohnen) pro Woche essen.

Nach 8 Wochen wurden die Studienteilnehmer auf Veränderungen im Körpergewicht, Taillenumfang, Blutdruck und verschiedene Blutwerte (u.a. Insulinwerte, Blutglukosewerte) untersucht. Das Ergebnis war überraschend, aber eindeutig: Die Bohnengruppe hat in allen Kategorien besser abgeschnitten als die Gruppe der Hungernden.[4] Und das muss man erst einmal durchhalten so eine brutale Kalorienrestriktion. Zusätzlich zu allem, was man isst, ein paar Bohnen ist da doch wesentlich angenehmer. Bevor man irgendeinem auf wagen Thesen aufbauendem Diätmythos oder Diättrends folgt, sollte man lieber so häufig wie möglich Mahlzeiten mit Hülsenfrüchten essen.

Hülsenfrüchte gehören zu den gesündesten Lebensmitteln der Welt. Sie sind einerseits eine hervorragende Quelle für hochwertiges Protein, Eisen, Zink, enthalten gleichzeitig kaum gesättigte Fettsäuren, sind natriumarm und cholesterinfrei, und andererseits bieten sie haufenweise gesunde

Ballaststoffe und Folsäuren. 500.000 (!) Ernährungsstudien wurden im Auftrag des größten Krebsforschungszentrums der Welt von 9 unabhängigen Forschergruppen analysiert und eine gemeinsame Hauptempfehlung zum Schutz vor Krebs dabei war: Vollkornprodukte und Hülsenfrüchte sollten bei keinem einzigen Essen fehlen.[5]

Überall auf der Welt, wo es besonders schlanke, vitale und langlebige Menschen gibt, existiert eine eindeutige Gemeinsamkeit: Die Haupteiweißquelle stellen Hülsenfrüchte dar. So essen die Hundertjährigen im Mittelmeerraum u.a. Kichererbsen, Augenbohnen und Linsen, in Asien u.a. Sojabohnen und in Mittelamerika (wie Costa Rica) schwarze und rote Bohnen. Jedes 20 g zusätzliche Bohnen pro Tag reduziert das Risiko eines vorzeitigen Tods um ganze 8%.[6]

Warum isst nicht jeder massenweise Bohnen, wenn er einfach und lecker abnehmen will? Viele verzichten aus Angst vor Blähungen auf die gesunden Hülsenfrüchte. Diese Angst ist meist völlig irrational. Denn Untersuchungen haben ergeben, dass sich bei der Mehrheit der Bevölkerung keine vermehrten Blähungen im Zusammenhang mit Bohnen zeigen. Bei 70% der Personen, wo anfangs erhöhte „Gasemissionen" auftraten, hat sich nach zwei bis drei Wochen Gewöhnungsphase alles wieder normalisiert.[7] Die Angst vor zusätzlichen Blähungen durch Bohnenverzehr ist also völlig übertrieben. Es ist übrigens völlig normal, dass aus unserem Verdauungsapparat ab und zu etwas Gas entweicht oder wie Hippokrates sagte: „Für das Wohlbefinden ist das Entweichen von Gas notwendig." Etwas Kreuzküm-

mel (gemahlen) über Bohnengerichte gestreut kann bei
Blähungen auch Abhilfe schaffen.

Die leckeren und gesunden Bohnen in den Alltag zu integrieren ist oft einfacher als gedacht. Ein schmackhafter
Aufstrich aufs Vollkornbrot ist der orientalische Kichererb-
senaufstrich Hummus, und mit der Kombination
(Vollkornbrot + Hülsenfrüchte) erfüllen sie locker eine
Hauptempfehlung des oben erwähnten Weltkrebsfor-
schungsverbands. In mexikanischen und mittel-
amerikanischen Rezepten sind Bohnen ebenfalls eine
Hauptzutat, z.B. Tortillas gefüllt mit frischem Salat und Kid-
neybohnen. Sojaprodukte (wie Seidentofu) schmecken
selbst im fruchtigen Müsli köstlich. Tempeh (fermentierte
Sojabohnen) lassen sich gut mit Gemüse kombinieren und
bringen einen asiatischen Touch ins Essen. Die ganz normalen Erbsen munden in vielen Kombinationen, wie mit
Nudeln oder Kartoffeln. Und bei Linsen mit Spätzle läuft je-
dem echten Schwaben das Wasser im Mund zusammen.
Wer Hülsenfrüchte (ob Bohnen, Erbsen, Linsen oder Kichererbsen) partout nicht mag, sollte evtl. verarbeitete
Sojaprodukte (z.B. Sojamilch, Sojajoghurt) probieren,
denn die entbehren oft jeglichen Bohnengeschmacks. Solche stark verarbeiteten Produkte besitzen weniger
Nährstoffe als unverarbeitete Produkte, einige gesund-
heitsfördernde Stoffe der ursprünglichen Bohnen bleiben
jedoch erhalten.

Hülsenfrüchte, wie Bohnen, sind ein gutes Beispiel wie po-
sitiv Ballaststoffe das Körpergewicht und die Gesundheit
beeinflussen. Deswegen ist es von Vorteil nach und nach

alle Lebensmittel als vollwertige Produkte mit entsprechendem höheren Ballaststoffanteil zu genießen. So ist Vollkornbrot hellen Broten vorzuziehen, Vollkornnudeln (ob Dinkel oder Weizen) den hellen Nudeln, usw. Vollkornprodukte mit ihren Ballaststoffen füllen den Magen ohne unnötige Kalorien zu liefern. Sie werden schnell merken, wie viel länger sie sich mit Vollkornprodukten gesättigt fühlen. Genießen Sie weiterhin die Lebensmittel, die Sie lieben, ob Nudeln oder Brot, nur eben als Vollkornversion!

Auch Nüsse enthalten Ballaststoffe und bekannterweise auch Fett. Doch obwohl Nüsse Fette enthalten, schützen Sie vor Herz-Kreislauferkrankungen. Allein das Schlaganfallrisiko kann durch Nüsse um die Hälfte reduziert werden,[8] und das ohne weitere Änderungen im Speiseplan und Lebensstil. Auf Grund mangelnden Wissens wird häufig vom Verzehr von Nüssen abgeraten, da sie hohe Fettmengen besitzen und so dick machen würden. Doch solche Aussagen entbehren jedweder wissenschaftlicher Grundlage und sind schlichtweg falsch. Langzeitstudien belegen einerseits keine Auswirkungen auf eine Gewichtszunahme bei zusätzlichem (!) Nusskonsum und andererseits gar positive Effekte.[9]

Es können doch nicht einfach Kalorien verschwinden, oder? Anscheinend schon: Dazu wurden in einer Untersuchung einer Gruppe eine Ernährung mit exakt festgelegten Kalorien verabreicht und einer anderen Gruppe die gleiche Ernährung, aber zusammen mit Walnüssen. Das erstaunliche Ergebnis: Die Gruppe mit den Nüssen hat deutlich mehr eigenes Körperfett verbrannt![10] Ein weiterer netter Nebeneffekt von Nüssen, wie Harvard Forscher herausgefunden haben, ist ein schnelleres Sättigungsgefühl als bei nussfreier Kost.[11] Abnehmen mit Nüssen ist also nicht nur möglich, sondern absolut empfehlenswert. Dass hierbei Nüsse in Reinform gemeint sind und keine gezuckerten oder gesalzenen, dürfte klar sein.

Man könnte ja denken, gut Nüsse sind ja schwer verdaulich und kommen vielleicht zum Teil so raus wie sie reinkamen, wie sieht es eigentlich mit Nussmus aus, ist dann eine berechtigte Frage. Denn hier ist ja alles bereits „vorgekaut" und die Öle können einfachst ins System gelangen, das kann doch nicht ein Abnehmen begünstigen? Auch das wurde bereits untersucht mit dem genauso leckeren, wie gesunden Ergebnis: Das Resultat des Nussmuses ist das Gleiche, wie bei den Nüssen.[12] Mit Nussmus sind natürlich 100% vermahlene Nüsse (in der Studie Erdnussbutter) und keine mit zusätzlichen Fetten und Zuckern angereicherte Produkte, wie das beliebte Nutella, gemeint.

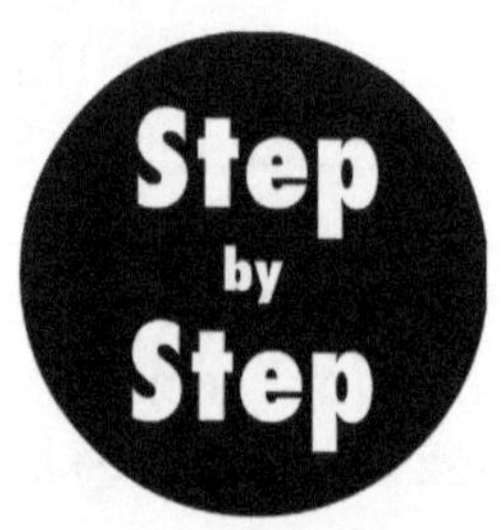

The Step by Step Guide für Ballaststoffe:

*(Schon **Step 1** der Step by Step Guides umzusetzen, fördert ein wissenschaftlich bewiesenes Abnehmen. Alle weiteren Steps beschleunigen den Abnehmprozess weiter.)*

Step 1)

Integrieren Sie 200 g gekochte Bohnen (oder andere Hülsenfrüchte) mindestens 5 mal pro Woche in Ihren Speiseplan, zusätzlich zu Ihrem normalen Essen! Zum Beispiel als Bohnen- oder Linsensalat vor dem Essen, Linsen mit Spätzle oder Kichererbsen zum Reis. Viele mediterrane oder asiatische Gerichte beinhalten auch Hülsenfrüchte, erhöhen sie doch dort einfach den Anteil an Hülsenfrüchten auf 200 g.

Step 2)

Ersetzen Sie nach und nach Fleisch- und Milchprodukte bei den Mahlzeiten mit Bohnen, d.h. z.B. statt dem Steak mit Gemüse und Reis, gibt es Bohnen mit Gemüse und Reis, oder z.B. ersetzt man das Fleisch bei Spaghetti Bolognese mit Linsen, oder aber beim Abendbrot gibt es keinen

Käse oder Wurst aufs Brot, sondern einen leckeren Hummusaufstrich.

Step 3)

Setzen Sie auf's volle Korn! Für fast jedes Weißmehlprodukt findet sich heute eine Vollkornalternative im Supermarkt mit mehr Ballaststoffen für ein schnelleres Sättigungsgefühl, ob Vollkornbrot, Vollkornnudeln oder Vollkornreis. Suchen Sie sich die Vollkornprodukte aus, die Ihnen am besten schmecken: So sind Dinkelvollkornprodukte häufig beliebter als Weizenvollkornprodukte.

Step 4)

Für alle Leckermäuler: eine Handvoll Nüsse (ungesalzen, ungezuckert) in ihrer natürlichen Form oder als reines Nussmus helfen effektiv beim Abnehmen. Probieren Sie Walnüsse, Mandeln, Pekannüsse, Pistazien, Cashews, Haselnüsse oder Erdnüsse. Ob als Snack zwischendurch, über den Salat gestreut, morgens im Müsli oder als Nussmus auf dem Brot, Nüsse zu integrieren ist immer lecker.

Obst und Gemüse:
unbegrenzter Genuss
ohne Reue

Beim Thema Obst denken die meisten wohl erst einmal an den Zuckergehalt und schließen ein Abnehmen mit Obstverzehr eher aus. Umso spannender ist zu erfahren, dass die Wissenschaft herausgefunden hat, dass zusätzlicher Obstverzehr, obwohl somit auch zusätzliche Kalorien aufgenommen werden, zu einem langfristigen Gewichtsverlust führt. Dazu mussten die Studienteilnehmer (alle übergewichtig) drei Äpfel oder drei Birnen am Tag in ihren Speiseplan integrieren, alles andere durften sie beim Alten lassen. Jetzt könnte man davon ausgehen, dass auch hier die Ballaststoffe verantwortlich für das positive Resultat waren. Doch es wurde festgestellt, dass die relativ geringe Kalorienzufuhr im Verhältnis zur Masse des Obstes das Wunder vollbrachte.[13] Kurz: Die Äpfel füllen schlichtweg den Bauch, sodass ein Sättigungsgefühl eintritt. Am besten isst man daher vor den Mahlzeiten das Obst und nicht danach, um am effektivsten davon zu profitieren.

Die Äpfel sind ein einfach umzusetzendes Beispiel, wie ohne große Anstrengung gute Resultate erzielt werden können. Gemüse und Obst sind wohl die wirkungsvollsten Lebensmittel zum Abnehmen überhaupt. Sie füllen den

Magen ohne allzu viele Kalorien zu liefern und versorgen den Körper gleichzeitig mit wichtigen Vitaminen, Mineralien und sekundären Pflanzenwirkstoffen. Umso mehr (nicht weniger!) davon gegessen werden, umso schneller nimmt man ab. Das kann man nicht bei vielen Lebensmittel sagen. Bei Fleisch- und Milchprodukten ist es im Übrigen genau andersrum, sie liefern massenweise Kalorien ohne ein schnelles Sättigungsgefühl herbeizuführen.

Obst ist gesund, das ist bekannt. Doch Beeren spielen in der ersten Liga des gesunden Obstes. Warum? Sie haben die intensivsten und fast leuchtende Farben. Diese intensive Färbung wird durch sog. Anthocyane (Farbstoffe aus der Pflanzenwelt) z.B. bei Blaubeeren ausgelöst. Die schönen, bunten Farben der Beeren enthalten die Antioxidantien und schützen uns vor freien Radikalen. Daraus können wir beim Einkaufen im Supermarkt lernen: Buntes natürliches Essen (Obst, Gemüse, Vollkornprodukte) ist meist gesünder als farblose Lebensmittel (wie helle Nudeln, weißes Brot, weißer Reis oder normale Kartoffeln). So haben z.B. Süßkartoffeln (orange) erheblich mehr Antioxidantien als die Standardkartoffel (weiß, farblos). Weitere Beispiele: Rote Trauben sind gesünder als grüne Trauben und rot gefärbte Äpfel sind gesünder als grüne Äpfel. Aber Vorsicht: Sobald man die Äpfel schält, verschwinden auch die meisten Antioxidantien, denn die sind hauptsächlich in der bunten Schale. Deswegen macht es auch Sinn Äpfel oder Birnen (idealerweise Bio) lieber gut zu waschen und ungeschält zu genießen.

Grünes Gemüse, wie diverse Salate, Spinat, Mangold oder Blattkohlsorten, gehören jeden Tag auf den Teller, denn dunkelgrünes Blattgemüse liefert die höchsten Nährwerte pro Kalorie von allen Lebensmitteln. Jede zusätzliche, tägliche Portion an grünem Gemüse kann das Risiko einen Herzinfarkt oder Schlaganfall zu erleiden, um ganze 20% senken.[14,15] Wer lange und vital leben möchte, für den ist das tägliche, reichliche Grün auf dem Teller Pflichtprogramm, denn so ist man am besten gegen alle möglichen chronischen Erkrankungen gewappnet. Die Studie, die die Effektivität von grünem Gemüse bestätigte, hatte im Übrigen über 60.000 Teilnehmer.[16]

Mit grünem Gemüse aller Art füllt man seinen Magen mit gesunden Vitaminbomben mit gleichzeitig minimalen Kalorien. Zum gesunden Abnehmen: Pflichtprogramm.

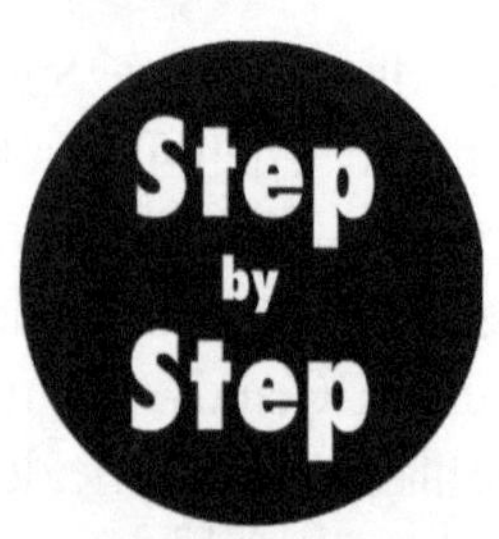

<u>The Step by Step Guide für Obst und Gemüse:</u>

*(Schon **Step 1** der Step by Step Guides umzusetzen, fördert ein wissenschaftlich bewiesenes Abnehmen. Alle weiteren Steps beschleunigen den Abnehmprozess weiter.)*

Step 1)

Genießen Sie täglich 3 Äpfel oder 3 Birnen als süße und schmackhafte Vitaminbomben vor dem Essen und das Abnehmen läuft von allein! Um auch den maximalen gesundheitlichen Vorteil aus den Antioxidantien zu ziehen, ist es am besten (auch wenn nicht notwendig zum Abnehmen) Bio Obst mit der bunten Schale (gut gewaschen) zu verzehren.

Step 2)

Umso mehr Gemüse Sie essen, umso schneller nehmen Sie ab, d.h. z.B. vergrößern Sie den Gemüseanteil auf Ihrem Teller: statt einem kleinen Häufchen Spinat, essen Sie einen richtigen Haufen (wie ein halber Teller oder besser noch mehr).

Step 3)

Setzen Sie auf buntes Gemüse und Obst und versuchen Sie den Großteil Ihrer Mahlzeiten darauf aufzubauen, d.h. das Gemüse als Hauptzutat beim Essen. Von reinem Gemüse können Sie faktisch unendlich schlemmen, und profitieren gleichzeitig neben dem Abnehmen von einer ganzen Reihe gesundheitlicher Vorteile und damit einem vitaleren und längeren Leben.

Geniale Snacks:
die kleinen Helfer
zum Abnehmen

Die Zwischenmahlzeiten, wenn sie aus typischen Snack-
produkten wie süßen Riegeln, Schokolade, Backwaren,
Wurst, Käse u.ä. bestehen, sind die größten Feinde einer
schlanken Figur. Natürlich sind Karottensticks oder z.B.
Selleriestangen im Kühlschrank bereits vorgeschnitten
eine optimale Idee, doch davon lassen sich nicht mal 10%
abnehmwilliger Menschen überzeugen.

Doch es gibt gute Nachrichten, man kann auch mit leckeren Snacks abnehmen. Trockenfrüchte schaffen hier
Abhilfe: Sie sind süß und lecker, füllen mit ihren zahlrei-
chen Ballaststoffen den Magen und führen trotz ihrer
Kalorien zu keiner Gewichtszunahme. Ich konnte selbst
kaum glauben, dass so etwas möglich sein kann, doch re-
nommierte Studien bestätigen genau das: Ganze 10
getrocknete Feigen wurden Testsubjekten – zusätzlich zum
normalen Essen – als Snack verabreicht: Das geniale Ergebnis der Studie: keine Gewichtszunahme trotz ganzen
120 g Trockenfeigen (naturbelassen) pro Tag![17] Und das
trotz des hohen Zuckergehalts von Feigen. Getrocknete
Feigen sind lange haltbar und lassen sich einfach und pro-

blemlos bei Wanderungen, Ausflügen oder zur Arbeit mitnehmen.

So jetzt sind Feigen nicht jedermanns Sache, glücklicherweise zeigen Studien bei anderen Trockenobstsorten ähnliche Resultate, seien es Datteln, Pflaumen oder Äpfel. Egal ob fast 200 kcal zusätzlich täglich aus den Trockenäpfeln oder Trockenpflaumen, auf das Gewicht der Teilnehmer hatte das keine negative Auswirkung. Gleichzeitig haben alle Trockenfrüchte trotz ihres natürlich hohen Zuckergehalts keine bis kaum negative Auswirkungen auf die Blutzuckerwerte und sind sogar in der Lage langfristig die Cholesterinwerte zu senken.[18]

Das regelmäßige Trinken von Wasser - manch einer ist sogar in der Lage seinen kleinen Hunger zwischendurch allein damit zu stillen - ist die Basis für eine gute Gesundheit und ist zur Verstoffwechslung von Fetten und damit zum Abnehmen essentiell. Doch wie viel Wasser sollte man täglich trinken, was ist die ideale Menge? Die Weltgesundheitsorganisation (WHO) empfiehlt für Frauen (älter als 19 Jahre) 2,2 l pro Tag und für Männer (ebenfalls über 19) 2,7 l pro Tag. EU Behörden (EFSA) liegen jeweils 0,2 l darunter und US Behörden (IoM) liegen mit 2,7 l für die Frau und 3,7 l für den Mann an der Spitze.[19] Am besten versucht man, als gesunder Mensch, die höheren Werte der US Behörden zu erreichen, denn die Nachteile einer Dehydrierung (u.a. Herzerkrankungen, Nierenleiden) sind nicht zu unterschätzen. Bei Schwangeren und stillenden Frauen liegen die Werte nochmals höher. Ähnlich sieht es natürlich auch bei Sportlern aus oder wenn man sich in wärmeren Regionen aufhält. Zu beachten ist dabei allerdings, dass wir u.a. mit Lebensmitteln (v.a. Obst und Gemüse) fast 1 l Wasser schon zu uns nehmen, d.h. etwa 1 l darf man bei oben genannten Werten noch abziehen.

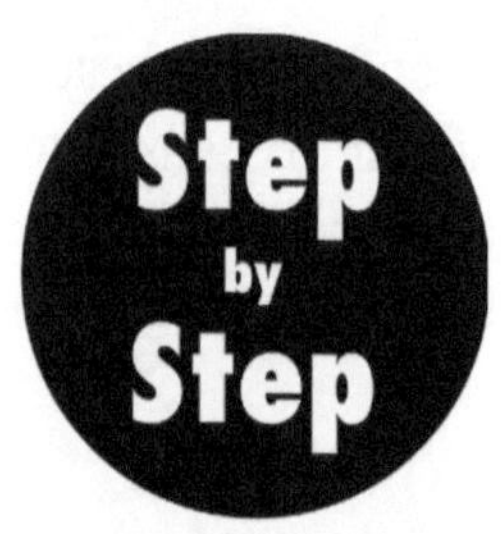

<u>The Step by Step Guide für Geniale Snacks:</u>

*(Schon **Step 1** der Step by Step Guides umzusetzen, fördert ein wissenschaftlich bewiesenes Abnehmen. Alle weiteren Steps beschleunigen den Abnehmprozess weiter.)*

Step 1)

Schlemmen Sie täglich als Snack 120 g (etwa 10 Stück) Trockenfeigen. Wer Feigen nicht mag, fährt mit anderem Trockenobst, ob aus Datteln, Pflaumen oder Äpfeln, genauso gut. Dabei sind naturbelassene Trockenfrüchte ohne Zuckerzusatz, ohne Schokoladenüberzug oder sonstige Ergänzungen gemeint.

Step 2)

Planen Sie im Voraus: Füllen Sie Ihren Kühlschrank (zu Hause und auf der Arbeit) mit genialen Snacks, wie Trockenobst oder Gemüsesticks, damit Sie bei einer Heißhungerattacke was Gesundes zur Hand haben. Platzieren Sie im Auto, in der Handtasche und im Rucksack alle möglichen Trockenobstsorten und Nüsse.

Step 3)

Setzen Sie auf das Fast-Food der Natur als Snack: Frisches Obst – wie Orangen, Äpfel, Birnen, Pflaumen, Ananas oder Bananen und frisches Gemüse – wie Karotten, Sellerie, Tomaten oder Gurken. Das enthaltene Wasser bei frischen, pflanzlichen Lebensmitteln führt zu einem noch schnelleren Sättigungsgefühl als z.B. bei Trockenobst.

Step 4)

Trinken Sie die im Text empfohlenen Wassermengen über den Tag verteilt. Dieser Step ist natürlich ein absolutes Muss für jeden Menschen. Wem reines Wasser nicht schmeckt, kann sein eigenes, natürliches „Aromawasser" brauen: einfach eine oder mehrere Orangenscheiben, eine Zitronenscheibe oder ein paar Minzblätter oder auch alles zusammen (je nach Geschmack) in ca. 2 l Wasser am Abend zuvor in den Kühlschrank stellen.

Das ultimative Ziel:
die Nahrung fürs Leben

Am sinnvollsten ist es die in den Kapiteln zuvor genannten Ratschläge Schritt für Schritt (siehe: Step by Step Guides) umzusetzen, um stetig, aber sicher und ohne gesundheitliche Risiken abzunehmen. Langfristig sollte man jedoch über das ultimative Ziel nachdenken:

Die einzige Ernährung, welche sowohl nachhaltig wirkt und welcher auch realistisch langfristig gefolgt werden kann und gleichzeitig neben einem konstanten Abnehmen zig positive Nebeneffekte liefert, ist eine rein pflanzliche Ernährung auf Basis natürlicher Lebensmittel (Gemüse, Obst, Vollkorngetreide, Hülsenfrüchte, Nüsse).[20] Breit angelegte Metastudien mit zig tausend Teilnehmern haben das im Vergleich zu anderen Diät- und Ernährungsformen eindeutig bestätigt.[20] In Bezug auf die Schmackhaftigkeit, die finanziellen Kosten (ob Obst und Gemüse oder Getreide und Reis, gibt es in großen Mengen überall günstig zu kaufen) und den allgemeinen, langfristigen Gesundheitszustand (auch entscheidend, damit man gerne dran bleibt) übertrifft die pflanzliche Ernährung alle anderen Diäten.

Natürlich sieht man bei vielen Diäten schnelle Resultate (wie Low-Carb und Co.), nur der Gesundheitszustand wird langfristig schlechter[20] und so bleibt man (und sollte auch

in vielen Fällen besser nicht) selbstverständlich nicht lange
am Ball. Wie extrem schnell sich der Gesundheitszustand
mit lebensbedrohlichen Diäten verschlechtern kann, zeigt
folgende Fallstudie in eindrucksvoller Weise:

Der betroffene Patient war ein 51 Jahre alter, sportlich akti-
ver und gesunder Mann mit guten Cholesterinwerten,
normalem Blutdruck, keinem Diabetes, keinen Anzeichen
für Herzkrankheiten, normaler Sexualfunktion und war sowohl Nicht-Alkoholiker als auch Nicht-Raucher. Man
könnte also folgern, der Herr sollte noch lange Zeit ein
von Krankheiten freies und aktives Leben führen können.
Doch er hatte ein paar wenige Kilo (genau 3,5 kg) zuge-
legt, welche er beschloss mit einer Low-Carb Diät wieder
abzubauen. Einen Monat nach Beginn der Diät schnellten
seine Cholesterinwerte rapide in die Höhe (von 146 auf
230 mg/dL), doch der gute Mann verlor über 2 kg in der
Zeit, also entschloss er sich, die Diät trotzdem fortzufüh-
ren. Nach zwei Jahren war er bei seinem Zielgewicht
angekommen, doch parallel dazu hatte er die Fähigkeit
verloren, eine Erektion zu bekommen. Zudem berichtete
er seinem Arzt über Schmerzen in der Brust. Also bekam
er Medikamente dagegen verschrieben und begann Viagra
zu nehmen. Doch was bringt es die Symptome zu behan-
deln, anstatt das Übel an der Wurzel zu packen? Das
konnte er wenig später mit extremsten Brustschmerzen in
der Notaufnahme eines Krankenhauses erfahren, wo er
Herzkatheter erhalten hat und die behandelten Ärzte eine
99 prozentige Verstopfung von Herzkranzarterien feststel-
len konnten. In letzter Minute konnten die Ärzte den Mann
retten.

Nach seiner Nahtoderfahrung im Krankenhaus stoppte er die offensichtlich gesundheitsgefährdende Low-Carb Diät und stellte seine Ernährung auf eine fettarme, pflanzenbasierte Ernährung mit Vollkornprodukten, Bohnen, Gemüse und Nüssen um. Bereits nach zwei Monaten waren seine Cholesterinwerte wieder auf Normalniveau, sein Gewicht sogar nochmals zwei Kilo runter und seine Sexualfunktionen waren wieder einwandfrei und das ohne künstliche Unterstützung (Viagra).

Einige kritische Beobachter könnten jetzt behaupten, die Arterien wären schon vor Beginn seiner Low-Carb Ernährungsweise verstopft gewesen. Genialerweise kann man das ausschließen, da der Herr von seinem Arzt schon vor Diätbeginn einen Scan seiner Arterien erhalten hatte, mit dem Ergebnis: keine messbaren Ablagerungen in seinen Arterien waren nachweisbar. In etwas mehr als zwei Jahren wurden also die Herzkranzarterien fast vollständig von praktisch null auf 99 % verstopft.[21]

Das Beispiel veranschaulicht deutlich, dass man mit den falschen Diäten viel Schaden anrichten kann. Die Wissenschaft liefert schon lange mit zig tausenden positiven Studien die Basis für eine rein pflanzliche Ernährung. Im Detail wird darauf im Buch „Vorbild Muttermilch – Lernen von der einzigen Nahrung, die nur für uns gemacht wurde." eingegangen.

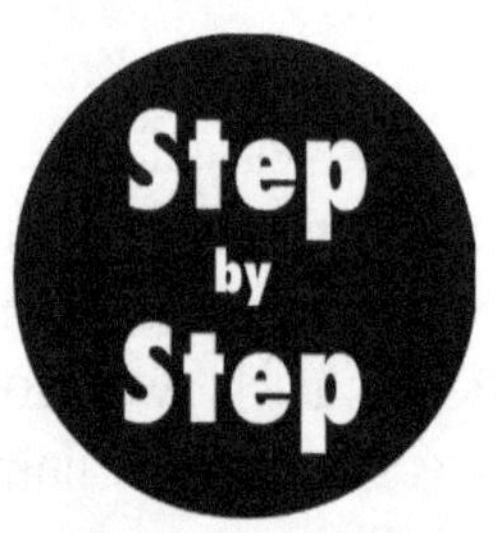

The Step by Step Guide für
Das ultimative Ziel:
(ein beispielhafter Tagesablauf)

Step 1)

Bereits **vor dem Frühstück** füllt man direkt mit mindestens zwei Gläsern Wasser die Flüssigkeitsspeicher wieder auf. Untertags trinkt man die empfohlenen Wassermengen aus dem Kapitel „Geniale Snacks".

Step 2)

Zum **Frühstück** gibt's vorab eine große Schüssel Obstsalat aus z.B. Äpfeln, Orangen, Bananen, Kiwis, Birnen, Trauben und was es in der jeweiligen Saison günstig und frisch im Supermarkt gibt.

Anschließend kann man sich entscheiden: entweder Vollkornbrot mit Nussmus drauf oder ein Müsli bestehend aus Haferflocken (oder anderen Vollkornflocken) mit z.B. Beeren, Rosinen, Zimt und einer pflanzlichen Milchalternative. Die Vollkornprodukte (ob Brot oder Müsli) füllen den Magen und erzeugen somit ein langes Sättigungsgefühl.

Step 3)

Mittags braucht der Körper wieder ordentlich Energie für den Rest des Tages. Eine Kombination aus Gemüse, Hülsenfrüchten und Kohlenhydraten ist jetzt ideal: z.B. Reis mit Brokkoli und Bohnen oder Vollkornnudeln mit Spinat und Kichererbsen.

Step 4)

Als **Snack** für zwischendurch oder als **Dessert** setzt man am besten auf das Fast-Food der Natur: Frisches Obst – wie Orangen, Äpfel, Birnen, Pflaumen, Ananas oder Bananen und frisches Gemüse – wie Karotten, Sellerie, Tomaten oder Gurken. Natürlich sind auch Trockenfrüchte und Nüsse ideal, wie das Kapitel „Geniale Snacks" uns zeigte.

Step 5)

Zum **Abendessen** kann man beispielsweise ein paar Scheiben Vollkornbrot mit Hummusaufstrich essen und dazu Gemüse nach Wahl oder eine leckere Gemüsesuppe.

Wissenschaftliches Quellenverzeichnis:

1. Issues and misconceptions about obesity. **Obesity** (Silver Spring). 2011 Apr;19(4):676-86, Flatt JP

2. Do slimming supplements work? **Nutrition Bulletin** December 2010;35(4):300–303, H. Gibson-Moore

3. Effect of a very-high-fiber vegetable, fruit, and nut diet on serum lipids and colonic function. **Metabolism** 2001 Apr;50(4):494-503, D J Jenkins, C W Kendall, D G Popovich, E Vidgen, C C Mehling, V Vuksan, T P Ransom, A V Rao, R Rosenberg-Zand, N Tariq, P Corey, P J Jones, M Raeini, J A Story, E J Furumoto, D R Illingworth, A S Pappu, P W Connelly

4. Regular consumption of pulses for 8 weeks reduces metabolic syndrome risk factors in overweight and obese adults. **British Journal of Nutrition** 2012 Aug;108 Suppl 1:S111-22, Mollard RC, Luhovyy BL, Panahi S, Nunez M, Hanley A, Anderson GH

5. Food, Nutrition, Physical Activity, and the Prevention of Cancer: a Global Perspective. **American Institute for Cancer Research** 2007, World Cancer Research Fund /American Institute for Cancer Research

6. Legumes: the most important dietary predictor of survival in older people of different ethnicities. **Asia Pacific Journal of Clinical Nutrition** 2004;13(2):217-220, Darmadi-Blackberry I., Wahlqvist M., Kouris-Blazos A., et al.

7. Perceptions of flatulence from bean consumption among adults in 3 feeding studies. **Nutrition Journal** 2011;10:128, Winham D., Hutchins A.

8. Primary prevention of cardiovascular disease with a Mediterranean diet. **The New England Journal of Medicine** 2013;368(14):1279-1290, Estruch R., Ros E., Salas-Salvadó J., et al.

9. Nut consumption, weight gain and obesity: Epidemiological evidence. **Nutrition, Metabolism and Cardiovascular Diseases** 2011;21(1):40-45, Martínez-González M., Bes-Rastrollo M.

10. The effect of a calorie controlled diet containing walnuts on substrate oxidation during 8-hours in a room calorimeter. **Journal of the American College of Nutrition** 2009;28(5):611-617, Tapsell L., Batterham M., Tan S., Warensjö E.

11. Walnut Consumption increases satiation but has no effect on insulin resistance or the metabolic profile over a 4-day period. **Obesity** (Silver Spring) 2010;18(6):1176-1182, Brennan A., Sweeney L., Liu X., Mantzoros C.

12. Effects of peanut processing on body weight and fasting plasma lipids. **British Journal of Nutrition** 2010 Aug;104(3):418-26, McKiernan F, Lokko P, Kuevi A, Sales RL, Costa NM, Bressan J, Alfenas RC, Mattes RD

13. A low-energy-dense diet adding fruit reduces weight and energy intake in women. **Appetite** 2008 Sep;51(2):291-5, M C de Oliveira, R Sichieri, R Venturim Mozzer

14. Fruit and vegetable intake in relation to risk of ischemic stroke. **JAMA** 1999 Oct 6;282(13):1233-9, Joshipura KJ, Ascherio A, Manson JE, Stampfer MJ, Rimm EB, Speizer FE, Hennekens CH, Spiegelman D, Willett WC

15. The effect of fruit and vegetable intake on risk for coronary heart disease. **Annals of Internal Medicine** 2001 Jun 19;134(12):1106-14, Joshipura KJ, Hu FB, Manson JE, Stampfer MJ, Rimm EB, Speizer FE, Colditz G, Ascherio A, Rosner B, Spiegelman D, Willett WC

16. Healthy lifestyle and preventable death: findings from the Japan Collaborative Cohort (JACC) Study. **Preventive Medicine** 2009 May;48(5):486-92, Tamakoshi A, Tamakoshi K, Lin Y, Yagyu K, Kikuchi S; JACC Study Group

17. Effect of consumption of dried California mission figs on lipid concentrations. **Ann. Nutr. Metab.** 2011 58(3):232 – 238, J. M. Peterson, S. Montgomery, E. Haddad, L. Kearney, S. Tonstad

18. Daily apple versus dried plum: impact on cardiovascular disease risk factors in postmenopausal women. **J Acad Nutr Diet.** 2012 Aug;112(8):1158-68, S Chai, S Hooshmand, RL Saadat, ME Payton, K Brummel-Smith, BH Arjmandi

19. Hydration and health: a review. **Nutrition Bulletin** 2010; 35:3–25, B Benelam, L Wyness

20. Four therapeutic diets: adherence and acceptability. **Can J Diet Pract Res.** 2010 Winter;71(4):199-204, Berkow SE, Barnard N, Eckart J, Katcher H

21. Development of symptomatic cardiovascular disease after self-reported adherence to the Atkins diet. **Journal of the American Dietetic Association** 2009 Jul;109(7):1263-5, Barnett TD, Barnard ND, Radak TL

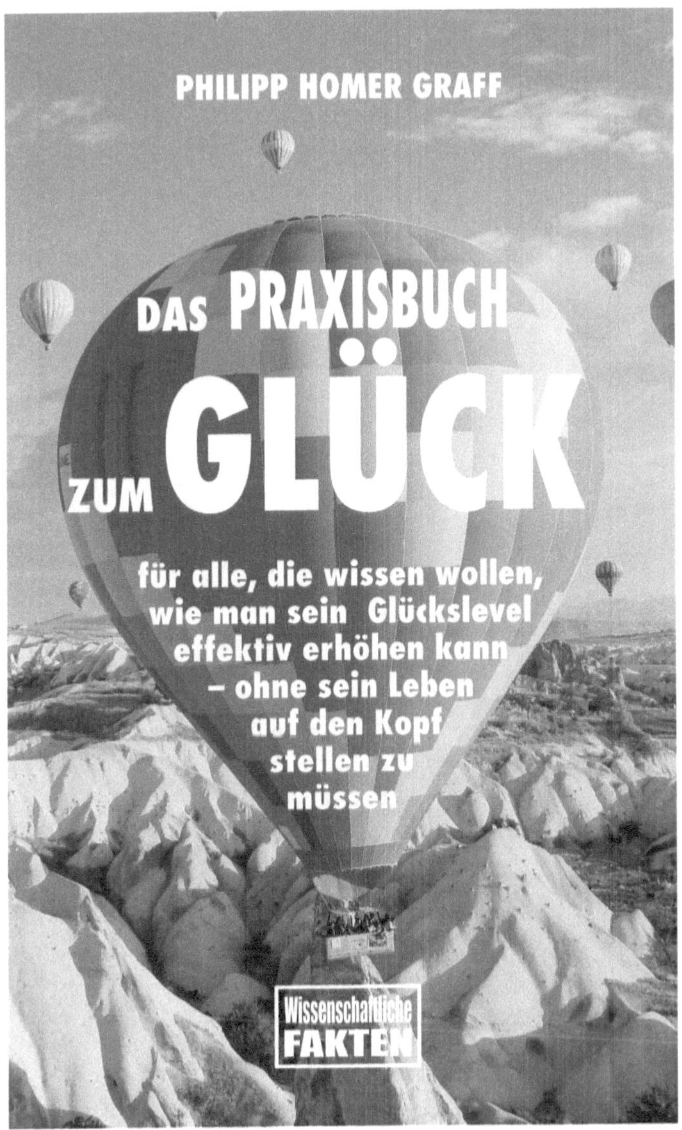

PHILIPP HOMER GRAFF
DAS PRAXISBUCH
ZUM GLÜCK
für alle, die wissen wollen,
wie man sein Glückslevel
effektiv erhöhen kann
– ohne sein Leben
auf den Kopf
stellen zu
müssen
Wissenschaftliche
FAKTEN

PHILIPP HOMER GRAFF
POWER
FOODS
FOR
CHAMPIONS
Wie Sportler ihre Leistungsgrenzen
mit Pflanzen sprengen können.
Wissenschaftliche
FAKTEN

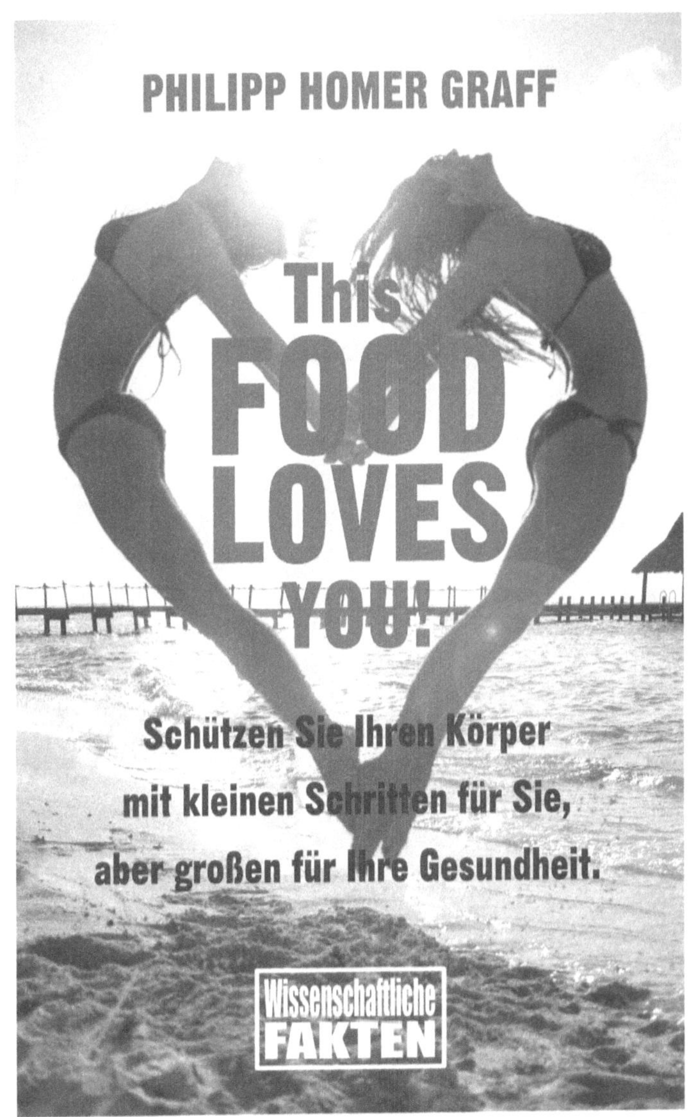
PHILIPP HOMER GRAFF
This
FOOD
LOVES
YOU!
Schützen Sie Ihren Körper
mit kleinen Schritten für Sie,
aber großen für Ihre Gesundheit.
Wissenschaftliche
FAKTEN

Die Ernährung, wie die Natur sie vorgesehen hat und die
Wissenschaft sie bestätigt:

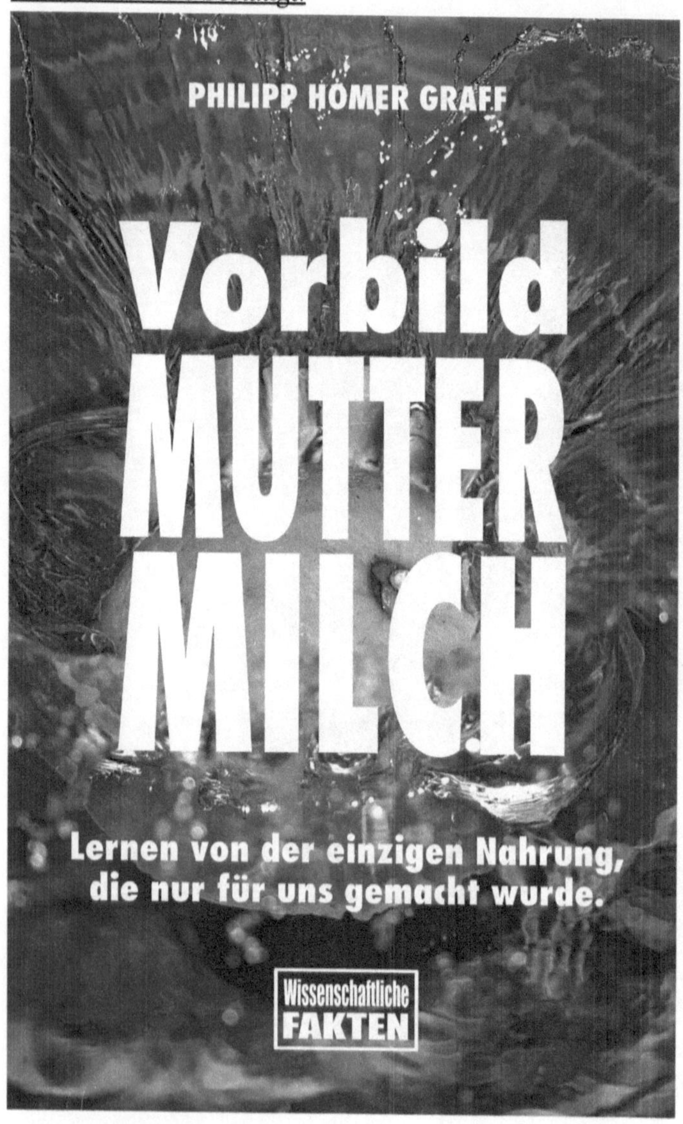

PHILIPP HOMER GRAFF
Vorbild
MUTTER
MILCH
Lernen von der einzigen Nahrung,
die nur für uns gemacht wurde.
Wissenschaftliche
FAKTEN

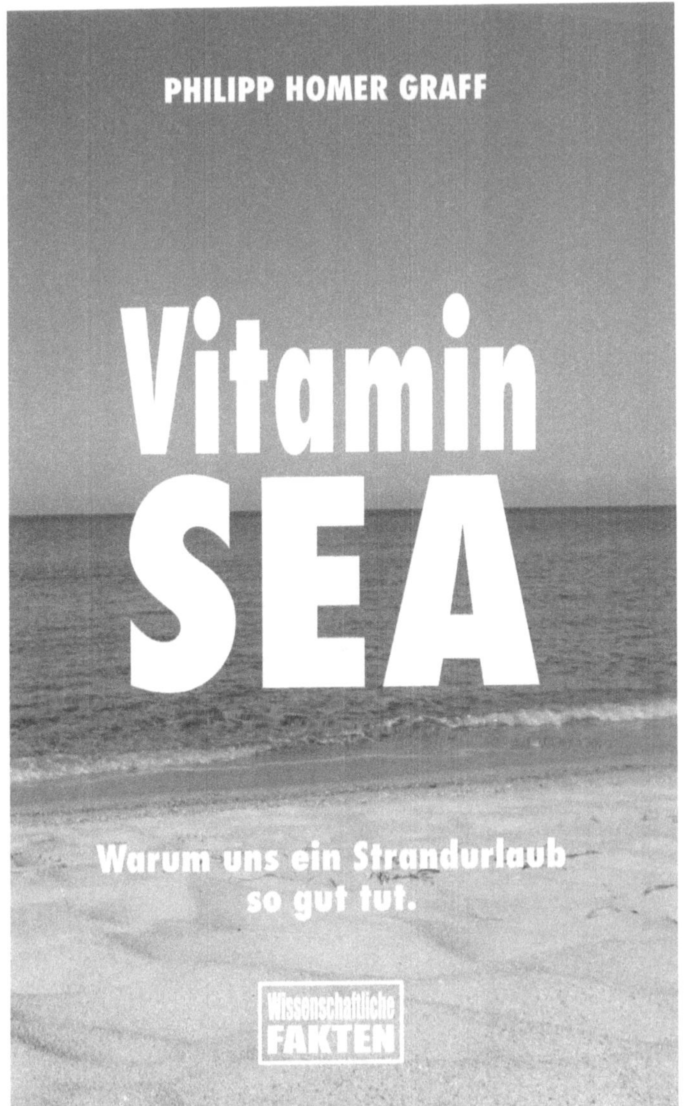

PHILIPP HOMER GRAFF
Vitamin
SEA
Warum uns ein Strandurlaub
so gut tut.
Wissenschaftliche
FAKTEN

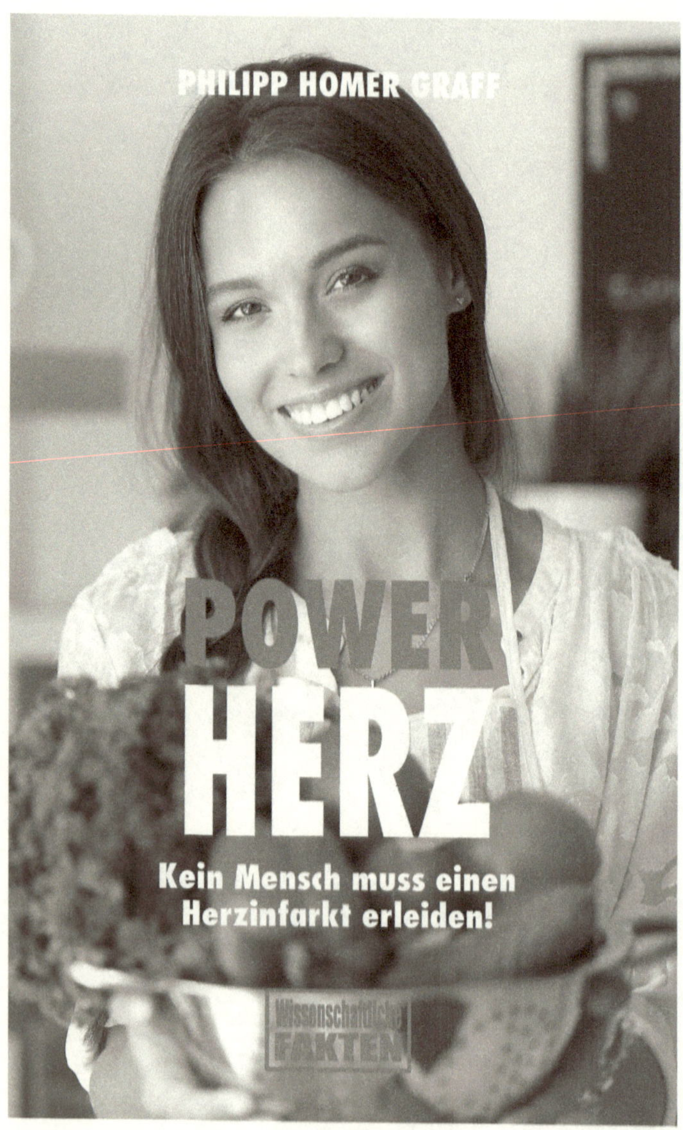

PHILIPP HOMER GRAFF
POWER
HERZ
Kein Mensch muss einen
Herzinfarkt erleiden!
Wissenschaftliche
FAKTEN

www.ingramcontent.com/pod-product-compliance
Lightning Source LLC
Chambersburg PA
CBHW031432250726
48656CB00002B/951